BEI GRIN MACHT SICH IHR WISSEN BEZAHLT

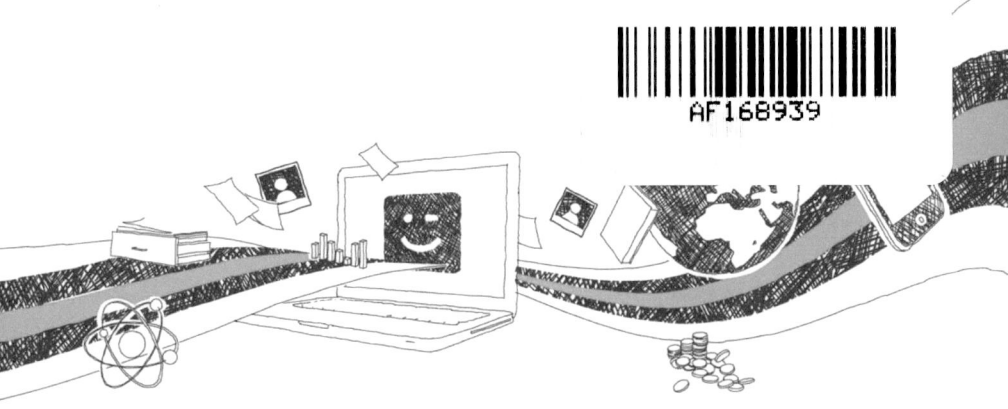

- Wir veröffentlichen Ihre Hausarbeit, Bachelor- und Masterarbeit

- Ihr eigenes eBook und Buch - weltweit in allen wichtigen Shops

- Verdienen Sie an jedem Verkauf

Jetzt bei www.GRIN.com hochladen und kostenlos publizieren

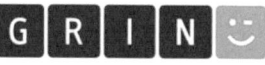

Bibliografische Information der Deutschen Nationalbibliothek:

Die Deutsche Bibliothek verzeichnet diese Publikation in der Deutschen Nationalbibliografie; detaillierte bibliografische Daten sind im Internet über http://dnb.d-nb.de/ abrufbar.

Dieses Werk sowie alle darin enthaltenen einzelnen Beiträge und Abbildungen sind urheberrechtlich geschützt. Jede Verwertung, die nicht ausdrücklich vom Urheberrechtsschutz zugelassen ist, bedarf der vorherigen Zustimmung des Verlages. Das gilt insbesondere für Vervielfältigungen, Bearbeitungen, Übersetzungen, Mikroverfilmungen, Auswertungen durch Datenbanken und für die Einspeicherung und Verarbeitung in elektronische Systeme. Alle Rechte, auch die des auszugsweisen Nachdrucks, der fotomechanischen Wiedergabe (einschließlich Mikrokopie) sowie der Auswertung durch Datenbanken oder ähnliche Einrichtungen, vorbehalten.

Impressum:

Copyright © 2015 GRIN Verlag
Druck und Bindung: Books on Demand GmbH, Norderstedt Germany
ISBN: 9783668780958

Dieses Buch bei GRIN:

https://www.grin.com/document/437898

Nina Schibielsky

Ethik des Alterns. Perspektiven eines gelingenden Lebens

GRIN Verlag

GRIN - Your knowledge has value

Der GRIN Verlag publiziert seit 1998 wissenschaftliche Arbeiten von Studenten, Hochschullehrern und anderen Akademikern als eBook und gedrucktes Buch. Die Verlagswebsite www.grin.com ist die ideale Plattform zur Veröffentlichung von Hausarbeiten, Abschlussarbeiten, wissenschaftlichen Aufsätzen, Dissertationen und Fachbüchern.

Besuchen Sie uns im Internet:

http://www.grin.com/

http://www.facebook.com/grincom

http://www.twitter.com/grin_com

Universität Osnabrück

Fachbereich 08: Humanwissenschaften

Wintersemester 2015/16

Seminar: Psychologie/ Pädagogik der Lebensspanne

Referatsausarbeitung zum Text „Ethik des Alterns: Perspektiven eines gelingenden Lebens"

Nina Franziska Schibielsky

5. Semester Pflegewissenschaft

Inhaltsverzeichnis

1 Einleitung 3

2 Altern als Werden zu sich selbst 4

3 Entsagung als höchste Form der Selbstbestimmung 5

4 Gestaltwerdung der einmaligen Ganzheit 5
    4.1 Gegenwärtige Altersforschung 6
    4.2 Heutige Altersbilder 7

5. Grundlegende Einsichten 8

6 Aufklärungsprojekt „hohes Alter" 9
    6.1 Vorstellung des Projektes 9
    6.2 Schwierigkeiten in der Umsetzung des Projektes 10

7 Zusammenfassung 10

8 Kritik an Rentsch 10

Literaturverzeichnis 12

1 Einleitung

Schon seit einigen Jahrzenten steht die Frage nach einem ´gelingenden Leben´ in der Diskussion mehrerer Wissenschaften. Hier können zum einen Theologen und Psychologen aber auch Philosophen genannt werden. Ein bedeutender Philosoph, welcher sich mit dem Thema `gelingendes Leben` befasste, hieß Herodot.

Auf die Frage danach ´was ein gelingendes Leben ausmacht´ berichtete Herodot von dem reichen König Kroisos, der den weisen Mann Solon am Königshof empfing. Solon wurde im Gespräch mit König Kroisos mit der Frage nach dem glücklichsten Menschen auf Erden konfrontiert. Obwohl Solon der Reichtum des Königs bekannt war, nannte Solon ´Tellos aus Athen´ als glücklichsten Menschen auf Erden. Als Begründung nannte er seine Kinder, die ebenfalls weitere Kinder hervorbrachten. Bereits Herodot erkannte, dass Lebensglück nicht durch die alleinige Verfügung über Reichtum erfüllt wird. In den Vordergrund stellte Herodot die Erfüllung praktischer Sinnesentwürfe. Außerdem fügte er hinzu, dass ein Leben erst als glücklich und gelingend beurteilt werden könne, wenn alle Altersphasen in Betrachtung gezogen wurden. (vgl. Bottke o.J., S. 1f.) Mit diesem Thema beschäftigte sich ebenfalls Thomas Rentsch. Auch er sieht die Antwort auf ein gelingendes Leben in der Erfüllung praktischer Sinnesentwürfe und schließt sich somit dem Gedankengang Herodots an.

Das Ziel dieser Ausarbeitung liegt in der Wiedergabe des Gedankenganges Thomas Rentschs zum Thema ´Ethik des Alterns: Perspektiven eines gelingenden Lebens´. Dabei sollen im Verlauf dieser Hausarbeit die Thesen von Thomas Rentsch näher betrachtet werden. Zudem werden zusätzliche Perspektiven in Form weiterführender Literatur beleuchtet und mit den Aussagen von Thomas Rentsch verknüpft.

Zu Beginn dieser Hausarbeit wird der Aspekt des `Alterns als Werden zu sich selbst` skizziert. Im Anschluss daran wird die These Rentschs der `Entsagung als höchste Form der Selbstbestimmung` dargestellt. Im weiteren Verlauf wird der Aspekt der `Gestaltwerdung der einmaligen Ganzheit` näher erläutert. Im Zuge dessen erfolgen eine Darstellung der heutigen Altersbilder sowie eine Verortung in die gegenwärtige Altersforschung. Im Anschluss daran werden die `Grundlegenden Einsichten` nach Thomas Rentsch kurz und prägnant skizziert. Zudem wird das Aufklärungsprojekt `hohes Alter` kurz dargestellt und mögliche Schwierigkeiten bei der Umsetzung des Projektes erläutert. Darauf aufbauend erfolgt eine kurze Zusammenfassung der wichtigsten Aussagen nach Rentsch, in Form eines Fazits. Die vorliegende Hausarbeit schließt mit einer kritischen Betrachtung des Textes `Ethik des Alterns: Perspektiven eines gelingenden Alters´ ab.

In Bezug auf den Aufbau der Hausarbeit ist es zudem wichtig zu erwähnen, dass auf Grund des eingeschränkten Umfanges der nachfolgenden Arbeit einige grundlegenden Aspekte lediglich kurz und prägnant dargestellt wurden. Der Fokus dieser Hausarbeit liegt auf der Darstellung des Textes `Ethik des Alterns: Perspektiven eines gelingenden Lebens` nach Thomas Rentsch.

Aus Gründen der besseren Lesbarkeit findet im Nachfolgenden lediglich die männliche Form Verwendung. Hierbei ist zu erwähnen, dass das weibliche Geschlecht stets mit eingeschlossen wird.

2 Altern als Werden zu sich selbst

Laut Rentsch wird das ´Altern als Werden zu sich selbst´ durch die Erfüllung praktischer Sinnenentwürfe angetrieben, welche individuell festgelegt sind (vgl. Rentsch 2012a, S. 63). An dieser Stelle ist zunächst der Begriff ´Sinnesentwurf´ zu erläutern. Die Bedeutung umschließt nicht nur den Menschen als Individuum. Gemeint ist zudem das Können, welches vom Menschen ausgeht. Der ´Entwurf´ richtet sich an das Können und bildet somit das Fundament menschlicher Orientierung. ´Sinnesentwürfe´ sind praktisch ausgerichtet. Zum einen ist menschliches Handeln durch ´Sinnesentwürfe´ sinnkonstitutiv festgelegt. Zum anderen wird menschliches Handeln durch sie geleitet. Die menschliche Existenz ist als praktischer Sinnesentwurf zu verstehen und als dieser von ihren Erfüllungsgestalten unzertrennlich. (vgl. Backasch 2005, S. 3) Im Prozess des ´Werdens zu sich selbst´ nimmt der Einfluss durch den Menschen als ´Wesen der Kommunikation´ einen hohen Stellenwert ein. Das ´Werden zu sich selbst´ erfolgt nicht subjektiv, allein aus der Person heraus. Vielmehr festigt sich der Grundgedanke, dass das ´Werden zu sich selbst´ in dem Dialog über praktische Sinnesentwürfe geleitet wird. Zusätzlich ist das Leben eines jeden Menschen durch tiefgreifende Wandlungen geprägt und formt so das ´Werden zu sich selbst´. Vor diesem Hintergrund muss eine Ethik des Alterns die Frage nach der Erfüllung eines glückenden Lebens stellen. Es muss der Zusammenhang einer Orientierung nach Lebenssinn und Erfüllung, der Mensch als Wesen der Kommunikation, der Prozess der Ganzheit, sowie der Endlichkeit als grundlegende Eigenschaft eines Lebens beachtet werden. (vgl. Rentsch 2012a, S. 63)

3 Entsagung als höchste Form der Selbstbestimmung

Rentsch zufolge nimmt die Ausrichtung an Erfüllungsgestalten des Glücks im Alter ab. Begründet wird dieser Prozess durch die ́Radikalisierung der menschlichen Grundsituation ́. (vgl. Rentsch 2012a, S. 64) Bezogen auf den Gesamtprozess ist die ́Radikalisierung der menschlichen Grundsituation ́ in physisches-, psychisches-, soziales- und kulturelles Alter einzuteilen. Eine einzelne Darstellung radikalisierender Aspekte bleibt erschwert, da diese in wechselseitiger Interdependenz stehen. Das physische Altern macht sich häufig mit Hilfe von auftretenden körperlichen Leiden bemerkbar. Zu nennen ist beispielsweise das Leiden an Herzkrankheiten. Körperliche Anstrengungen sind während der jüngeren Jahre problemlos auszuführen und werden als selbstverständlich betrachtet. Im Alter ändert sich zu meist der Gesundheitszustand. Dieser Prozess wird unter anderem in der beschränkten Belastbarkeit ersichtlich. Diese Veränderung trägt dazu bei, dass im Alter ein Prozess der Selbstentfremdung stattfindet. Die ́Radikalisierung menschlicher Grundsituation ́ psychischen Alterns koppelt an diesem Prozess an. Zunehmende leibliche Beschwerden tragen zur Bewusstwerdung des endlichen Lebens bei. (vgl. Baltes et al. 1994, S. 297f.) Während des Alterns nimmt die erlebte Zeit zu und die noch zu erlebende Zeit ab (vgl. Rentsch 2012a, S. 65). An dieser Stelle gilt nun zu fragen, in welchem Zusammenhang der Begriff ́Entsagung ́ mit der Radikalisierung menschlicher Grundsituation steht. Nach Rentsch (vgl. 2012a, S. 65) trägt die Einsicht in zunehmende körperliche Beschwerden sowie der abnehmenden Zeit zur Bewusstwerdung des eigentlich Wesentlichen bei. Gleichzeitig wird Unwichtiges erkannt und verliert an Bedeutung. Baltes et al. (vgl. 1994, S. 299) stimmen diesem Gedanken zu und erläutern zusätzlich, dass das Bewusstwerden zeitlicher Endlichkeit zur Abwandlung praktischer Sinnesentwürfe und Erfüllungsgestalten führt. Der Aspekt ́Zeit ́ stellt sich im Alter als besonders wertvoll dar. Entsagung ist nicht mit Interessenlosigkeit gleichzusetzen. Vielmehr meint Entsagung die Orientierung am Wesentlichen im Leben und das eigentliche Werden zu sich selbst. Entsagung zielt auf eine vertiefte Lebensdimension ab und stellt sich als höchste Form der Selbstbestimmung dar.

4 Gestaltwerdung der einmaligen Ganzheit

Thomas Rentsch verdeutlicht in seinem Text ̀Ethik des Alterns: Perspektiven eines gelingenden Lebens ̀, dass Altern als ein gesellschaftlich-kultureller Prozess verstanden werden muss und sowohl durch Sinnerfahrungen als auch Leiderfahrungen Prägung erfährt. Zudem verweist Rentsch in Bezug auf das Altern auf einen Verlauf, bei dem die Kommunikation und die Selbstreflexion im Zentrum stehen. Um im fortgeschrittenen Alter eine einmalige Ganzheit zu erreichen, welche nach Thomas Rentsch von Bedeutung ist, muss die Phase des Älterwerdens ebenfalls als eine Entwicklungsperiode erkannt werden. Lediglich von einer Endphase des Lebens auszugehen ist nicht zielführend. Um eine gemeinsame Verständigung jeglicher Altersgruppen zu erreichen, ist es erforderlich, bereits im Schulalter eine Aufklärung der späteren Altersphase vorzunehmen. Laut Thomas Rentsch ist an dieser Stelle jedoch zunächst eine Transformation des bestehenden Menschenbildes relevant. Erst wenn sämtliche Problematiken als maßgeblich für die gesamte Gesellschaft betrachtet werden, kann eine zufriedenstellende Form des Lebens, übergreifend der Altersgruppen, entstehen. Thomas Rentsch verweist hier noch einmal auf die daraus resultierende Chance, gegenseitige Anerkennung der Menschheit zu entwickeln und zu stärken. (vgl. Rentsch 2012a, S. 68)

4.1 Gegenwärtige Altersforschung

Forschungen der vergangenen Jahre skizzieren eine Verdoppelung der durchschnittlichen Lebenserwartung der Menschheit Europas seit Beginn des 19. Jahrhunderts (vgl. Schnabel et al. 2005, S. 3 zitiert nach Coors 2014, S. 9). Der Fortschritt in den Bereichen Medizin sowie der Technik trug enorm zu diesem Umstand bei (vgl. Coors 2014, S. 9). Forscher prognostizieren zudem für die nächsten Jahrzehnte eine weiter steigende Alterung der Gesellschaft (vgl. Heinecker et al. 2012, S. 22). Eine daraus resultierende Folge bestand in den vergangenen Jahrzehnten aus einem Anstieg der Forschung im Bereich der Gerontologie sowie der Geriatrie. Im Fokus stehen in beiden Fachgebieten beispielhaft eine mögliche Steigerung der Lebensqualität im Alter sowie die damit verbundene Frage der resultierenden Kosten. (vgl. Coors 2014, S. 9) In Bezug auf Altersforschung ist jedoch zu verdeutlichen, dass ein Abwenden des Alters beziehungsweise ein Verzögern nicht angestrebt wird. Vielmehr besteht das Ziel darin, die Phase des Alters besser zu durchdringen sowie ein angenehmes Lebensumfeld für ältere Menschen zu schaffen. (vgl. Heinecker et al. 2012, S. 27)

Im Jahr 2002 entstand im Rahmen einer Versammlung der vereinten Nationen ein `Weltaltenplan`. Dieser fokussiert sowohl die Bereiche der zukünftigen Entwicklung als auch die Verbesserung von Gesundheit und Wohlbefinden im Alter. Mit Hilfe der Sozialpolitik sollen die Rahmenbedingungen für die spätere Phase des Alters gesteigert werden. (vgl. Heinecker et al. 2012, S. 22) Im Zuge des Forschungsstandes entwickelten Wissenschaftler bezüglich des Alters fünf Alterskategorien, welche variierende Forschungsfragen behandeln. Als erste Kategorie ist das `biologische Alter` zu nennen. Im Fokus stehen hier sowohl der physische Zustand des Körpers als auch seine Veränderungen. Als weitere Unterteilung des Alters ist das `soziale Alter´ zu benennen, welche sich mit dem Stand des Individuums in der

Gesellschaft befasst. Die Alterskategorie `administratives Alter` thematisiert sämtliche gesetzliche Vorgaben wie beispielhaft das Eintrittsalter in die Rente. Als individuelle Zuschreibung ist die Kategorie des ´psychischen Alters` zu verstehen. Hier steht die eigene Sicht bezüglich des Alters im Zentrum. Als fünfte Alterskategorie lässt sich das `induzierte Alter` nennen. Thematisiert werden hier sämtliche Rahmenbedingungen, welche das Alter beeinflussen. Beispiele können hier ökologische Lebensbedingungen sowie der Bildungsweg darstellen. (vgl. Heinecker et al. 2012, S. 35f.)

Auch Thomas Rentsch greift in dem von ihm verfassten Text `Ethik des Alterns: Perspektiven eines gelingenden Lebens` einzelne Standpunkte der Altersforschung auf. So ist für ihn von Bedeutung, dass Alter nicht als ein isoliertes Phänomen betrachtet werden darf. Es müssen stets sämtliche Rahmenbedingungen und biografische Merkmale berücksichtigt werden. Zudem weist Rentsch erneut darauf hin, dass eine Verknüpfung des Alterungsprozesses und Krankheit nicht stigmatisiert werden darf. Vielmehr ist es laut Thomas Rentsch von Bedeutung, das Leben als zeitlich begrenzt zu betrachten. Erst im Anschluss an diese Betrachtungsweise kann das Alter in seiner Eigenart erkannt werden. (vgl. Rentsch 2012a, S. 69)

4.2 Heutige Altersbilder

In Bezug auf die heutigen Altersbilder verdeutlicht Thomas Rentsch, dass sämtliche gesellschaftliche Diskurse sowohl auf verzerrende als auch auf stereotype Altersbilder geprüft werden müssen. Die spätere Lebensphase des Alters ist nicht zwangsläufig mit `Krankheit` oder gar dauerhafter `Happieness` zu verknüpfen. Die Begrifflichkeit `Happieness´ ist laut Rentsch als Freizeit ohne materieller sowie physischen und psychischen Einbußen zu verstehen. (vgl. Rentsch 2012a, S. 68) Es ist von Bedeutung zu begreifen, dass das Alter in Bezug auf variierende Beeinträchtigungen jeglicher Art keine zwangsläufige Ursache darstellt. Eine Verletzlichkeit des Menschen besteht in sämtlichen Entwicklungsphasen, das Alter steigert lediglich die Wahrscheinlichkeit einer auftretenden Beeinträchtigung. (vgl. Heinecker et al. 2012, S. 28)

Die Historie variierender Altersbilder ist bereits auf die Antike zurückzuführen. So verbreitete beispielsweise Aristoteles in Bezug auf das Leben das `Drei-Stadien Schema`, bei welchem das Alter als Abstieg gesehen wird. Platon hingegen skizziert das Alter als Glück der Einsicht. (vgl. Dierken 2012, S. 38) Auch in der heutigen Zeit wird dem Alter ein enormer Stellenwert zugeschrieben. Über soziale Kategorien wie beispielhaft Geschlecht, Herkunft aber auch das Alter werden Menschen in die Gesellschaft verortet. Die bestehenden Altersbilder und ihre

Verbreitung in der Gesellschaft bestimmen demnach welche Interessen sowie Charakteristika beziehungsweise Vorstellungen mit der jeweiligen Gruppe der späteren Lebensphase verknüpft werden. (vgl. Heinecker et al. 2012, S. 34) Technische sowie soziale Prozesse tragen in der heutigen Zeit dazu bei, eine dominierende Machbarkeitsideologie zu fördern. Ausschlaggebend ist vor allem das veränderte Alltagsbewusstsein, welches durch den Beitrag der Medien sowie der Werbung beeinflusst wird. (vgl. Rentsch 2012a, S. 66) Demnach besteht ein enormer Einfluss seitens der Medien bezüglich der Darstellung eines gelingenden Lebens (vgl. Thimm 2012, S. 143). Leitbilder, Identifikationsmuster, Norm- und Wertvorstellungen werden repräsentativ in den Mittelpunkt der Werbung gestellt (vgl. Buschmann 2005, S. 57f.). Caja Thimm (vgl. 2012, S. 143) geht hierbei von einer doppelten Repräsentation bezüglich der Altersbilder aus. Zum einen skizzieren Medien bestehende Wunschvorstellung der Gesellschaft. Hierbei dominieren variierende Ideale im Alter wie beispielhaft Attraktivität Gesundheit, Kreativität und Erfolgsorientierung. (vgl. Buschmann 2005, S. 57f.) Auf der anderen Seite werden Befürchtungen bezüglich des Alters als stereotyp dargestellt (vgl. Thimm 2012, S. 143). Mit dem Eintreten in die spätere Lebensphase entstehen häufig Veränderungen. Sowohl die soziale Stellung als auch soziale Beziehungen werden im Alter durch negative aber auch positive Wandlungen geprägt. Das Niederlegen der Erwerbstätigkeit sowie mögliche Verluste im Freundes- und Bekanntenkreis stellen hier lediglich zwei Beispiele dar. Die eben aufgezeigten Veränderungen verursachen in der heutigen Gesellschaft enorme Angst. (vgl. Fiehler 2012, S. 109)

Aus dieser doppelten Repräsentation, welche sowohl auf negative als auch auf positive Altersbilder beruht, resultieren variierende, mannigfaltige Darstellungen des Alters (vgl. Thimm 2012, S. 146). Im Laufe der vergangenen Jahre versuchten unterschiedliche Theoretiker, die Begrifflichkeit des `Alters` mit Hilfe der Forschung einheitlich zu definieren. Aufgrund der Vielfältigkeit ist dies jedoch stets gescheitert. Die Altersphase ist ein Teil jeder menschlichen Individualität. Je nach Rahmenbedingungen sowie der eigenen Biografie kann der Verlauf der späteren Entwicklungsphase stark variieren. Für das Anstreben eines nach Thomas Rentsch beschriebenen `gelingenden Lebens` ist es erforderlich, das Alter als einen vielschichtigen und komplexen Prozess wahrzunehmen und bestehende Altersbilder stets kritisch zu hinterfragen. (vgl. Heinecker et al. 2012, S. 35)

5. Grundlegende Einsichten

Eine Ethik des Alterns muss die traditionellen Formen der Altersreflexion in unsere Zeit transferieren und verstehbar machen. Gemeint ist als solches die Einsicht, dass das Leben mit dem Tod verknüpft ist beziehungsweise die Freiheit, sowohl negative als auch positive Aspekte hervorbringen zu können. Im Hinblick zum ´Altern als Werden zu sich selbst´ kann diese Einsicht zu einem bewussteren Leben beitragen und gleichzeitig den Lebenssinn und wahres Glück offenbar werden lassen. (vgl. Rentsch 2012a, S. 66) Phänomene wie Endlichkeit, Sterblichkeit und Sinn des Lebens sind im Leben miteinander verknüpft. Mit der Anerkennung unserer Grenzen und Möglichkeiten öffnet sich der Zugang zu einer Gelassenheit. (vgl. Rentsch 2012b, S. 25) Grundvoraussetzung für eine Wahrnehmung des Lebens mit seiner Endlichkeit sowie einem harmonischen Zusammenleben aller Altersgruppen stellt die intergenerationelle Verständigung dar. Das Alter steht nicht zwangsläufig im Zusammenhang mit Weisheit, dennoch ist davon auszugehen, dass eine solche Einsicht im Alter näher liegt. Aus diesem Grund ist die Kommunikation zwischen den einzelnen Generationen anzustreben, um so die Dimension des Alterns innerhalb der Kulturen zu etablieren. (vgl. Rentsch 2012a, S. 67f.)

6 Aufklärungsprojekt „hohes Alter"

6.1 Vorstellung des Projektes

In dem Text von Thomas Rentsch, welcher als Grundlage dieser Hausarbeit dient, steht das Erreichen eines `gelingenden Lebens` im Fokus. Um diesen Gedanken beziehungsweise diese Sichtweise in die Gesellschaft zu integrieren, entwickelte Rentsch die Idee eines Erziehungs- beziehungsweise Verständigungsprojektes, welches den Namen `hohes Alter` trägt. (vgl. Rentsch 2012a, S. 71) Wichtig zu erwähnen ist, dass im Zentrum des Projektes das `Leben im Ganzen` steht. All seine Facetten, Rahmenbedingungen und Eigenheiten sollen mit einbezogen werden. (vgl. Rentsch 2012a, S. 70) Das Ziel des von Rentsch entwickelten Aufklärungsprojektes besteht darin, die Problematik rund um das Thema des Alterns bewusst zu machen beziehungsweise zu verdeutlichen. Laut Thomas Rentsch besteht erst nach der Verinnerlichung der bestehenden Probleme die Möglichkeit, die Sichtweise auf die Entwicklungsphase des späteren Alters zu variieren. (vgl. Rentsch 2012a, S. 71) Zudem sollen bestimmte ökonomische Rahmenbedingungen zugunsten der älteren Generation verbessert werden. Hier ist beispielhaft die Sicherung der Rente oder die Sicherung der Krankenversorgung zu nennen. (vgl. Rentsch 2012a, S. 70) Um das genannte Ziel des Aufklärungsprojektes `hohes Alter` zu erreichen, entschied sich Rentsch für das Erstellen eines Lehr- beziehungsweise Lesebuches für Ethiklehrer aber auch Pflegeberufe. Thematisiert werden sollte hier die zentralen Aspekte beziehungsweise Thesen Rentschs zum `gelingenden Leben´. (vgl. Rentsch 2012a, S. 72) Ob Das Lehr- beziehungsweise Lesebuch tatsächlich umgesetzt wurde, konnte der Literatur nicht entnommen werden.

6.2 Schwierigkeiten in der Umsetzung des Projektes

Bei der Entwicklung des Aufklärungsprojektes `hohes Alter` skizzierte Rentsch mögliche Problematiken und Schwierigkeiten, welche in Folge der Umsetzung des Projektes berücksichtigt werden müssen. In der heutigen Gesellschaft stellt die Thematik des Alterns ein sogenanntes Tabuthema dar. Die Dringlichkeit des Sachverhaltes und der resultierenden Problematiken werden häufig unterdrückt. Besondere Bedeutung in der Umsetzung des Projektes stellt zum einen das Berücksichtigen der individualethischen Bedingungen und zum anderen das Einbeziehen des sozialethischen Rahmens dar. Unter dem Aspekt der individualethischen Bedingungen fällt beispielhaft das eigene Selbstverständnis des Alters. Der sozialethische Rahmen betrachtet unterdessen beispielhaft die Stellung des Individuums in der Gesellschaft. Beide Aspekte müssen gleichermaßen bedacht und berücksichtigt werden. (vgl. Rentsch 2012a, S. 71)

7 Zusammenfassung

Im Nachfolgenden werden noch einmal die wichtigsten Aussagen und Thesen des Textes `Ethik des Alterns: Perspektiven eines gelingenden Lebens` von Thomas Rentsch dargestellt.

Rentsch weist in seinem Text mehrfach darauf hin, dass der Alterungsprozess als gesellschaftlich-kultureller Ablauf gesehen werden muss, bei dem sowohl die Kommunikation als auch die Auseinandersetzung mit sich selbst im Zentrum stehen. Das `gelingende Altern` setzt laut Rentsch ein Anstreben auf eben dieses voraus. Ein ´gelingendes Leben` kann nicht erreicht werden, solange die Gesellschaft das Alter als isoliert betrachtet. Jegliche Rahmenbedingungen sowie individuelle biografische Merkmale beeinflussen den Alterungsprozess. Die Stigmatisierung des späteren Alters, resultierend aus bestehenden Altersbildern, lehnt Rentsch kategorisch ab. Vielmehr verweist er in seinem Text auf eine Förderung und Entwicklung des Selbst. Ein ´gelingendes Leben´ im Alter bedeutet laut Thomas Rentsch zudem das Bewusstwerden der zeitlichen Begrenzung des Lebens sowie das Verinnerlichen der wesentlichen Bezugspunkte des Selbst. Als Kernaussage des Textes sieht Rentsch das Wahrnehmen des Alters als eigenständige Gestalt. Mit Hilfe einer Distanz zu sich und seinem Leben soll eine Freiheit für die spätere Lebensphase entwickelt werden.

8 Kritik an Rentsch

Der Text von Thomas Rentsch ` Ethik des Alterns: Perspektiven eines gelingenden Lebens`, ist in ausgewählten Aspekten kritisch zu betrachten.

Zunächst ist zu erwähnen, dass sich der vorliegende Text auf keine weiterführende Literatur bezieht. Lediglich vereinzelt wird auf Theorien beziehungsweise Thesen anderer Autoren, beispielhaft Goethe, hingewiesen. Eine exakte Literaturangabe ist jedoch nicht zu finden. Als weiterhin kritisch zu betrachten ist das Nichteinbeziehen empirischer Daten. Während des gesamten Textes sind keinerlei empirische Daten zu finden, welche die Aussagen beziehungsweise Thesen von Thomas Rentsch belegen. Zudem ist darauf hinzuweisen, dass sich die Begrifflichkeit des `gelingenden Lebens` als kontraproduktiv darstellen könnte. So beschreibt Jörg Dierken den Ausdruck des `gelingenden Lebens` in seinem Aufsatz ´Gelingendes Leben – gelingendes Altern´ (vgl. 2012, S.35) als missverständlich. Altern ist laut Dierken eine Entwicklungsphase, welche nicht durch geplantes eigenes Handeln entsteht. Vielmehr stellt das Altern einen zu meist ungewollten Prozess der Willkür dar. Anders als von Thomas Rentsch beschrieben spiegelt die Begrifflichkeit des `Gelingens` nach Jörg Dierken den Wunsch wider, die Entwicklungsphase des späten Alters und seine negativen Aspekte möglichst zu unterbinden. Die physischen und psychischen Fähigkeiten sollen möglichst lange erhalten bleiben. (vgl. Dierken 2012, S. 35) Dierken weist darauf hin, dass die Terminologie des `gelingenden Lebens` durch die treffendere Begrifflichkeit des `geglückten Lebens` ersetzt werden sollte. Diese Formulierung verweist, laut Jörg Dierken, auf eine geringe vorhandene Möglichkeit, den Prozess des Alterns zu beeinflussen. *„[…] Glück hat man oder nicht […]"* (Dierken 2012, S. 38).

Abschließend lässt sich festhalten, dass Thomas Rentsch seine Sichtweise des ´gelingenden Alters´ verstärkt positiv darstellt. Sowohl die sozialpsychologische Sichtweise als auch möglich auftretende Schwierigkeiten in Bezug auf ein ´gelingendes Leben´ werden nur vereinzelt skizziert.

Literaturverzeichnis

Backasch, Ina (2005): Menschliche Natur: Der Ansatz der transzendentalen Anthropologie. URL: http://www.fischer-joachim.org/protokoll_s/HS%20%20Menschliche%20Natur/Protokoll%20Bakasch.pdf (27.01.2016).

Baltes, Paul/ Mittelstraß, Jürgen/ Staudinger, Ursula (1994): Alter und Altern: Ein interdisziplinärer Studientext zur Gerontologie. Vol. 5. Berlin: Walter de Gruyter.

Bottke, Hans Dieter (o.J.): Geld und Macht allein machen nicht glücklich. URL: http://www.drbottke.de/3.2.%20Herodot%20und%20Thukydides.pdf (27.01.2016).

Buschmann, Gerd (2005): PISA und Medienkompetenz. Kann die Rolle der Medien auch gemessen werden? Das Menschenbild (in) der Werbung – Theologische Anmerkungen zu einem Kapitel Medienanthropologie. In: Medienimpulse. Jg. 14, Heft 53, S. 57-58.

Coors, Michael (2014): Alter und Lebensqualität: Einleitende Beobachtung zu Spannungsfeldern der ethischen Bewertung. In: Coors, Michael/ Kumlehn, Martina (Hrsg.): Lebensqualität im Alter. Gerontologische und ethische Perspektiven auf Alter und Demenz. Kohlhammer Verlag: Stuttgart, S. 9-13.

Dierken, Jörg (2012): Gelingendes Leben – gelingendes Altern. In: Kubik, Andreas/ Kumlehn, Martina (Hrsg.): Konstrukte gelingenden Alterns. Kohlhammer Verlag: Stuttgart, S. 35-39.

Fiehler, Reinhard (2012): Gelingendes Leben – gelingendes Altern. In: Kubik, Andreas/ Kumlehn, Martina (Hrsg.): Konstrukte gelingenden Alterns. Kohlhammer Verlag: Stuttgart, S. 109-111.

Heinecker, Paula/ Leopold, Christian/ Pohlmann, Stefan (2012): Richtungsentscheidung für Jung und Alt. In: Pohlmann, Stefan (Hrsg.): Altern mit Zukunft. Springer Verlag: Wiesbaden, S. 19-37.

Schnabel, Sabine / Kistowski/J. W. Vaupel,(2005): Immer neue Rekorde und kein Ende in Sicht. Der Blick in die Zukunft lässt Deutschland grauer aussehen als viele erwarten, In: Demographische Forschung aus erster Hand 2. Max-Planck-Institut.

Thimm, Caja (2012): Gelingendes Leben – gelingendes Altern. In: Kubik, Andreas/ Kumlehn, Martina (Hrsg.): Konstrukte gelingenden Alterns. Kohlhammer Verlag: Stuttgart, S. 143-156.

Rentsch, Thomas (2012a): Ethik des Alterns: Perspektiven eines gelingenden Lebens. In: Kruse/ Andreas, Rentsch, Thomas/ Zimmermann, Harm-Peer (Hrsg.): Gutes Leben im hohen Alter. Das Altern in seinen Entwicklungsmöglichkeiten und Entwicklungsgrenzen verstehen. Akademische Verlagsgesellschaft AKA: Heidelberg, S. 63-72.

Rentsch, Thomas (2012b): Fürsorge am Lebensende: Philosophische Grundlagen. In: Kubik, Andreas/ Kumlehn, Martina (Hrsg.): Konstrukte gelingenden Alterns. Stuttgart: Kohlhammer Verlag, S. 25-30.

BEI GRIN MACHT SICH IHR WISSEN BEZAHLT

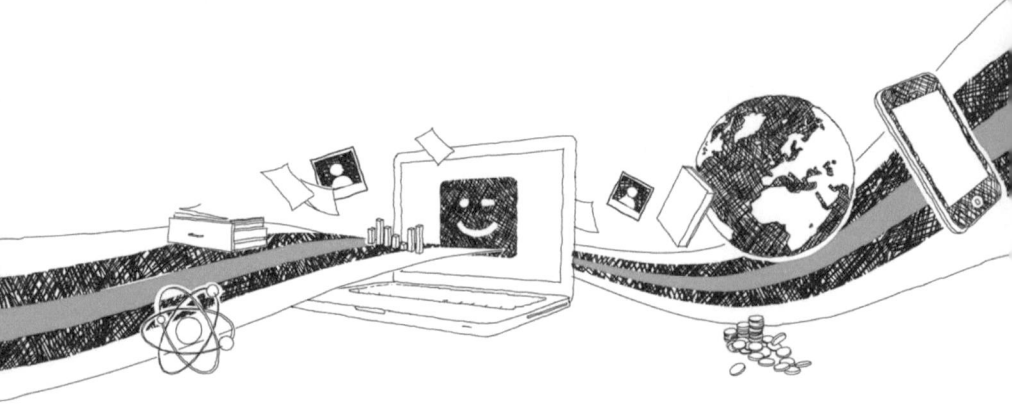

- Wir veröffentlichen Ihre Hausarbeit, Bachelor- und Masterarbeit

- Ihr eigenes eBook und Buch - weltweit in allen wichtigen Shops

- Verdienen Sie an jedem Verkauf

Jetzt bei www.GRIN.com hochladen und kostenlos publizieren

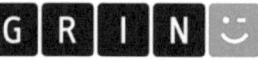